VICHY

ET LES

BAINS CHAUDS DU BOURBONNAIS

(BOURBON-LANCY, BOURBON-L'ARCHAMBAULT, NÉRIS, ST-PARDOUX)

AU XVIe SIÈCLE

D'après un manuscrit inédit rédigé en 1567 pour Catherine de Médicis,

Par Nicolas de NICOLAY, Dauphinois,

Géographe, diplomate et valet de chambre des rois Henri II et Charles IX.

PUBLIÉ POUR LA PREMIÈRE FOIS

Avec Préface et Notice sur l'Auteur

Par M. Victor ADVIELLE

Membre du Conseil général administratif de la Société française d'Archéologie

PARIS

Dentu, lib. Palais Royal. | Chaix, lib. 20, rue Bergère,

et chez l'Auteur, 16, rue des Prêtres-St-Germain-l'Auxerrois.

1864

Vienne, Imprimerie et Lithographie de J. TIMON — 1863.

L'auteur du petit travail que nous publions était, il y a quelques années, presque entièrement oublié.

M. Honoré Pallias avait bien analysé les *Pérégrinations Orientales* de Nicolas de Nicolay, mais il n'avait pu ajouter une seule ligne à la très-courte et très-inexacte notice que donnent sur cet écrivain voyageur tous les recueils de biographie.

M. Rochas lui-même, dans sa *Biographie du Dauphiné*, n'avait pas su déterminer la filiation et le lieu de naissance de Nicolay, ni donner une liste complète de ses écrits et travaux géographiques.

Quant aux ouvrages manuscrits de Nicolay, c'est à peine si leur existence était révélée par les catalogues des bibliothèques publiques. Le plus important, son *Voyage à Constantinople avec Daramont*, avait échappé aux recherches des bibliographes, et nous avons dû l'aller découvrir dans la collection des ducs de Bourgogne, à Bruxelles.

C'est à la suite d'une discussion historique, que nous avons eue à soutenir avec l'un de nos bons amis, que la pensée nous est venue d'écrire la biographie très-complète de Nicolay, et de publier la totalité de ses travaux manuscrits.

Déjà nous avons fourni aux mémoires de la Société du Berry, à Paris (tome 9, p. 277-282), une notice sommaire sur Nicolay et sur les trois exemplaires connus de sa description manuscrite de cette province. Nous avons publié, depuis, son *Brevière des droitz, honneurs et prérogatives des Daulphins de Viennois*, que nous allons faire suivre de sa *Description du Berry et diocèse de Bourges*.

Les autres travaux manuscrits de Nicolay, ainsi que sa Biographie, paraîtront successivement.

Les notes ci-après sur les *Baings chauds* de Bourbon-Lancy,

Bourbon-l'Archambault, Néris, St-Pardoux, Vichy, sont tirées de sa *Description* manuscrite *du Bourbonnois*, qui est conservée à la Bibliothèque Mazarine, à Paris, et sortira elle-même, prochainement, des presses de Perrin, de Lyon.

Nicolas de Nicolay, après trois siècles d'oubli, va donc réapparaître, sous un jour nouveau, dans les lieux mêmes qu'il a habités ou décrits; et, chose rare dans tous les temps, va renaître, en quelque sorte, pour la postérité, grâce à la publication de travaux qu'il ne destinait pas assurément à l'impression.

Nous ne prétendons pas attribuer aux notes de Nicolay sur les *baings chauds* du Bourbonnais plus d'importance qu'elles en ont en réalité, mais nous ferons remarquer, néanmoins, que Nicolay est l'un de nos plus anciens statisticiens; qu'il a visité toutes les localités mentionnées dans sa *Description*, et que les notes que nous reproduisons doivent être scrupuleusement exactes puisqu'elles avaient une destination royale. Dans tous les cas, ces notes sont intéressantes, suffisamment précises, et curieuses à plus d'un titre. Nous pensons même qu'elles fixeront l'attention des historiens du Bourbonnais.

Les notes de Nicolay constituent aussi une étude rétrospective, qui a bien son enseignement. Trois siècles nous séparent de l'époque où elles furent écrites, et, depuis, quelle immense transformation s'est opérée! Vichy, surtout, qui, en 1569, ne puisait pas dans son organisation communale une force suffisante pour faire respecter ses conduites d'eau, est devenue la résidence d'été du monde entier; sur ses *baings chauds*, alors abandonnés au premier venu, se sont élevés un magnifique établissement, un essaim de villas, un châlet impérial; et tout un monde va, chaque année, demander la santé et la joie à ses eaux bienfaisantes.

En nous plaçant à ce point de vue, l'histoire des temps passés, que nous fait entrevoir Nicolay, est encore de nature à nous faire aimer notre époque et à faire pardonner les fautes des générations qui nous ont précédés sur cette terre de France.

NOTICE BIOGRAPHIQUE

SUR

NICOLAS DE NICOLAY [1]

L'enfance de Nicolas de Nicolay ou Nicolaï, seigneur d'Arfeuilles et de Bel-Air, voyageur et géographe, dut se passer en Dauphiné, d'où il est originaire, comme il le dit lui-même en tête de tous ses ouvrages, tant imprimés que manuscrits. En 1542, étant alors âgé de vingt-cinq ans, il se rendit au siége de Perpignan, *à la suite du vaillant et magnanime seigneur d'Andoin*, et fit plusieurs campagnes dans les armées de terre et de mer *au service des rois très-chrétiens, ses souverains et ses maîtres*. Il consacra, ensuite, seize années de sa vie (de 1544 à 1560 environ) à parcourir successivement la haute et basse Allemagne, le Danemarck, la Prusse, la Livonie, la Suède, la Zélande, l'Angleterre, l'Écosse, presque tous les pays du nord de l'Europe, en un mot; puis l'Espagne, la Barbarie, la Turquie, la Grèce, l'Italie, etc.

Nicolay séjourna pendant un an (1546-1547) en Angleterre, où l'avait appelé le célèbre lord Dudley. Ce voyage, dont il sut profiter, lui permit de s'initier aux mœurs et aux coutumes de ce pays, et de faire, à l'aide du nom sous lequel il abritait ses intentions, une description exacte des côtes d'Angleterre, qu'il présenta au roi Henri II, peu de temps après l'avénement de ce prince au trône de France. Cette description, qui n'a pas été im-

(1) Cette notice n'est que l'analyse très-sommaire de la Biographie de Nicolas de Nicolay, que nous avons préparée et que nous comptons pouvoir publier dans les premiers mois de l'année prochaine. Nous accueillerons avec la plus vive reconnaissance les communications qui nous seraient faites sur ce célèbre géographe du roi Charles IX et de Catherine de Médicis.

primée, et dont il n'existe, à notre connaissance, en France et en Angleterre, aucun exemplaire manuscrit, servit d'instruction à Léon Strozzi, général de galères, chargé par son souverain de secourir contre les Anglais la malheureuse Écosse. Nicolay fut, à cette occasion, délégué auprès de Léon Strozzi, ainsi qu'il nous l'apprend lui-même dans sa dédicace de la *Navigation du roi d'Écosse*.

A cette dernière époque — 1547, — Nicolas de Nicolay était revêtu des titres et fonctions de valet de chambre et géographe du Roi.

Au mois de mai de l'année 1551, Nicolay fut désigné pour accompagner à Constantinople l'ambassadeur français Gabriel d'Aramont, qui s'y rendait en mission extraordinaire. Né avec une imagination vive, et doué de l'esprit, toujours rare, d'observation, Nicolay profita de son séjour en Orient pour recueillir de nombreux documents sur les pays lointains qu'il était amené à parcourir. Mais ce ne fut que seize ans après qu'il les publia sous le titre : *Les quatre premiers livres de navigation et pérégrinations orientales*.

Ce livre eut, dès son apparition, un succès prodigieux : il fut traduit en plusieurs langues; Ronsard, de Baïf et de Laval chantèrent l'auteur, et le Titien fit, assure-t-on, ou retoucha, au moins, les dessins qui ornent la relation de Nicolay.

Quelque temps après le retour en France de Nicolas de Nicolay, Catherine de Médicis lui donna un logement dans le château de Moulins en Bourbonnais, et le chargea d'écrire, pour son usage personnel, sans doute, puisqu'elle est restée manuscrite, la description topographique de plusieurs provinces de France.

Après la mort de Charles IX, roi de France, qui l'avait nommé son chambellan, Nicolay résigna, pense-t-on, ses fonctions publiques pour ne plus s'occuper que de ses affaires privées et des études qui avaient fait le charme de sa vie. — Son seul enfant connu, Isabelle, épousa Antoine Mathé de Laval, poëte forésien, qui l'aimait éperdument et la célébra dans des vers qui nous sont restés.

Les biographes les plus dignes de foi font mourir Nicolas de Nicolay à Paris, le 25 juin 1583, à l'âge de soixante-sept ans. — Sa filiaton ascendante est inconnue à ceux mêmes qui l'ont le plus recherchée ; mais il est aujourd'hui bien établi que ce célèbre géographe n'appartient pas, comme l'ont avancé plusieurs érudits, à la famille des Nicolay du Vivarais.

Nicolay avait tous les défauts de son époque : il était crédule, naïf, adulateur. La vieille maxime des cours, si connue jadis dans les écoles : *Qui ne sait pas dissimuler ne sait pas régner*, lui était devenue familière au point de le porter à décerner des éloges outrés et ridicules aux grands auxquels il dédiait ses ouvrages. Cette situation d'esprit, malheureusement très-commune chez les savants du XVIe siècle, le porta même à excuser, dans l'un de ses écrits, la conduite de Philippe-le-Bel à l'égard des Templiers.

Comme la plupart des écrivains de son temps, Nicolay croyait aux prodiges et à l'influence des astres sur les événements de ce monde. Galilée n'était pas encore venu remettre en place ce soleil que Josué avait tenté, un beau jour, d'arrêter dans sa marche ; la science bégayait à peine, et la raison, comprimée sous le bandeau scolastique, errait à l'aventure, cherchant, sans danger pour elle, les moyens de se frayer un passage et de pousser cette exclamation : — Je doute ! — qui devait, d'un seul coup, régénérer le monde. Aussi, le voyons-nous dans sa Description du Berry écrite pour Catherine de Médicis, dont il flattait ainsi les penchants à l'astrologie, tracer de sa main encore verte ces lignes, qui, de nos jours, ne pourraient qu'exciter le sourire.

« Quant à l'Hermaphrodite ou Androgin, avec la pluspart des autres monstres, Sa Majesté très-chrétienne les a peu voir et sca voir, qui faict que ie n'en disourray plus amplement, estant assez notoire qu'ilz nous ont predictes les guerres civiles, mortalitez et famines qui, depuis, ont esté en ce royaulme, que Dieu veuille preserver et garantir. »

Dans ses écrits Nicolay dévoile tout entier sa nature ; ses phrases sont mesurées, sa parole est brève, son ton peu élevé. Jamais il n'aborde la critique, tant le courtisan a conscience de son rude métier, et quand, ce qui n'arrive presque jamais, il se permet la plus légère contradiction, il s'entoure de tant de précautions oratoires, qu'il n'est pas permis de se fâcher à son encontre. Dans ces conditions, les travaux imprimés et manuscrits de Nicolay ne présentent qu'un médiocre intérêt pour l'histoire générale ou particulière du XVIe siècle : cependant ils ont droit aux sympathies des savants; et, quelque stérile que puisse paraître son récit, nous n'avons pas hésité à le faire revivre afin de rappeler le souvenir d'un Dauphinois, qui se fit, par quelques écrits faciles, une réputation colossale, et obtint, grâce à ses talents comme géographe et à son habileté diplomatique, peut-être, une position considérable à la cour des rois Henri II et Charles IX.

PRINCIPAUX TRAVAUX IMPRIMÉS ET MANUSCRITS DE NICOLAY

OUVRAGES IMPRIMÉS :

1. *Double d'une lettre missive envoyée par le seigneur Nicolas de Nicolay à Mgr de Buis, vice-baillif de Vienne*, contenant le discours de la guerre faite par le roi Henri II pour le recouvrement du Boulonnois. Lyon, 1550, plaquette, in-4°. — Nous reproduisons cette pièce, dont nous ne connaissons qu'un seul exemplaire, dans nos *Recherches sur Nicolas de Nicolay*.

2. *L'Art de naviguer, de maître Pierre de Médine, Espagnol*, traduit du castillan en français. Lyon, 1554, in-4°. — Nombreuses éditions.

3. *Les Quatre premiers livres des navigations et pérégrinations orientales*. Lyon, 1568, in-folio. — Plusieurs éditions.

4. *La Navigation du roi d'Ecosse, Jacques V, autour de son royaume*. Paris, 1583, in-4°.

OUVRAGES MANUSCRITS :

1. *Le Brévière des anciens droitz, honneurs et prérogatives du daulphin de Viennois*. in-8° (Bibliothèque impériale de Paris.) — Nous venons de publier ce manuscrit de Nicolay. Vienne, Savigné, imp. 1863, brochure in-8°.

2. *Description générale des pays et duché de Berry et diocèse de Bourges, etc.* 1567, in-folio. (Bibliothèque impériale de Paris.)

3. *Description du Bourbonnois*, 1567. In-folio (Bibliothèque Mazarine).

4. *Générale description de l'antique et célèbre cité de Lyon, du pays du Lyonnois, etc.* 1573, (in-folio. Bibliothèque impériale de Paris.)

5. *Voyage de Nicolaï, Daulfinois, en 1550, avec le sieur Daramont, de Marseille au Levant.* (Bibliothèque des ducs de Bourgogne, à Bruxelles.) — Nous publierons ultérieurement ce document dans notre *Etude sur l'ambassade de Daramont à Constantinople et sur les relations de la France avec l'Orient pendant les dernières années du* XVIe *siècle.*

Diverses cartes géographiques imprimées et manuscrites.

VICTOR ADVIELLE.

NOTES DE NICOLAS DE NICOLAY

SUR LES

BAINGS CHAVDX DV BOVRBONNOIS

AU XVIe SIÈCLE.

BAINGS CHAVDX DE BOVRBON LANCY (1)

Au milieu du bourg Sainct-Ligier, soulz la montaigne du chasteau de Bourbon, y a des baings chaulx procédant de mine d'alum, de glace et peu de soulphre, sourtant tant du grand baing et bouillon qui est de forme ronde à mode de therme antique, que de sept autres sources de fontaine qui sont au-dessus et es enuirons, dont la plus proche du grand Bouillon qui est la plus chaude, est de la hauteur d'un homme, faict en forme ou piscine ronde, estant par le dedans enuironnée de degrés en façon de théatre auquel vn entre par cinq portes faictes à l'antique, de grosses pierres, sans chaulx n'y sable, cramponnées de fer, qui est œuure admirable et très antique du pays des Romains. L'eaue de ces baings vient par vn grand canal; et se peult, ladicte piscine ou réceptoire d'eaue, mectre à sec par vn treillis qui est soulz vne maison du bourg, lequel point ne s'ouure ; audict bourg sainct Ligier y a vn torrent appelé Borne, qui prend son origine de lestang et molin d'Amauzy, lequel pour sa grande innondation a ruiné la maison des estuues, estant audict bourg, et abstrinct et bouché les canaux de la

(1) Nous nous sommes appliqué à reproduire rigoureusement l'orthographe et l'accentuation du manuscrit de Nicolay, en y introduisant seulement, pour la facilité des lecteurs, une ponctuation moderne, que le copiste avait négligée, suivant l'usage du temps.

vuidange d'icelle piscine ou receptacle des baings chaulx ; uis à uis du grand Bouillon ya un puis d'eaue froidde, lequel, à faute que l'eaue chaude n'éuade, regorge dans ledict puis froid, et en rend l'eau tiède. Toutes fois on y abreuue les cheuaux et y nourrist vn carpes et autres poissons de l'eaue desdictz baings chauds; les habitants de la ville et faulxbourgs en vsent, soit à pestrir leur pain, cuire leur chair et à boire; et n'a en buuant aucun mauuais goust ou fascheuse senteur comme l'eaue des baings de Bourbon-l'Archimbaud, Néris et Vichy en Bourbonnois.

VERTV DESDICTS BAINGS.

Je ne m'amuseray longuement à descripre les vertus de ces baings d'autant que j'en ay suffisamment parlé ailleurs à ceux de Bourbon- l'Archimbaud. Neris et Vichy; seullement, je diray, que tenant iceux plus d'alum que de soulphre bithume, ou scel nitre, sa vertu estre astringente, profitant grandement à ceux qui ont les membres percluz et aux paralitiques; et sy à l'eaue desdicts baings, puissance de rompre la pierre en la vessie, œuvre les porrosités des veines et purge les parties affligées, et, par la force de sa chaleur, chasse hors les maladies incurables comme gouttes froides, mal d'oreilles et autres, endurcit les tetins aux femmes qui s'y baignent après leur gesine, et le ventre, et resserre la nature.

DES BAINGS CHAVLX DE BOVRBON L'ARCHIMBAVD.

Audict bourg de Bourbon, au-dessus des halles, sont les baings chauds prouenans des fontaines chaudes qui passent par mines d'alum et de soulphre et sont beaux et grands, beaucoup plus longs que larges, tenant la forme octogone ou à huict faces, comme aussy les trois puitz qui sont dedans, hault esleués près de la muraille, et tous trois joignant l'un à l'autre ; et sont couures de grilles de fer fermant à clef, à ce que personne, par inaduertance, n'y tumbe; car l'eaue qui est dedans, venant des vrais sources des baings, est sy extrêmement chaulde et bouillante que sy vne personne, ou quelque beste, estoit tumbée dedans comme ceulx de Bourbon asseurent qu'il aduint vne fois à vn certain homme, il serait bien difficille de le pouvoir retirer autrement que par pièces. Lesdictz baings sont tous enuironnés de muraille antique, pour la rétention des eaues, et tout autour, par le dedans, ya de grandes marches et degrés de grandes pierres de taille pour seruir de siéges à ceulz qui s'y baignent; et ya une séparation du cousté des halles, au bout du grand baing, d'une longue muraille de grandes pierres plattes, au milieu de laquelle, par vn petit canal, s'escoulle l'eaue dans vn autre receptoire deux fois plus petit, que ledict grand baing ou les femmes dudict bourg lavent leurs linges et leurs lexiues; et découlant l'eaue de la faict vn petit ruisseau lymoneux et fumants (mesmement en hiver que les eaues sont plus chaudes) qui se va joindre avec l'eaue qui descend du grand estang du chasteau et tous deux ensemble entrent dans vn autre ruisseau appellé la Burge, qui prend sa source au bourg de la Burge, soubz ledict chastel de Bourbon, et faict mouldre plusieurs moulins.

NATVRE ET PROPRIÉTEZ DESDICTS BAINGS.

Tout eaue chaude, ainsy que dict Vitruue au liure huistième, chapitre troisiesme de son architecture, est médecinalle pour autant qu'elle est cuyte par ses rencontées, qui luy font réceppuoir une autre vertu pour noz vsaiges; et qu'il soit vray les fontaines ou baing sulphures guérissent les morfondures et refroidissement de nerfs, en les réchauffant au moings de leurs propriétes chaudes et attirant des corps les humeurs corrompues et deprauées.

Celles qui sont plaines d'alum profittent grandement aux paralytiques et autres qui ont leurs membres mutilés, parcequ'elles ouurent les porrosites des veines, puis purgent les parties affligées; et par la force de leur challeur chassent hors la maladie cautaire; sy bien que les langoureux en sont souuentes foys restitués en leur première sente.

Or, l'eaue de ces baings est meslée avec soulphre et alum; et parce est bonne pour les yeux troubles et chassieux, renforce la débilitation des nerfs par catharres et flux de sang sortant des narrines ; elle est souueraine à pulmons faibles et estomac languissant; donne appétit et faict la digestion; guérit la douleur de la ratte et du foye et les jambes vlcérées, et sert grandement pour les gouttes et toutes maladies froides et humeurs; et sy est bonne pour les percluz et pour ceulx qui ne se peuuent aider de leurs membres ou qui ont les veines ou les nerfs débilités; et sert de remedde aux ydropicques et grauelleux et à ceulx qui ont la pierre et la colicque; et lasche le ventre à ceulx qui en boyuent : mais aux femmes enceintes est défendu d'en boyre et de s'y lauer.

ANTIQVITEZ ET BAINGS CHAVLX DE NERYS.

Les antiquitez, ruines et vestiges qui se voient encore pour le jourd'huy à Néris, ainsi nommé comme plusieurs asseurent du nom de Néron, empereur de Rome, demonstrent auoir anciennement esté vne bien belle et grande ville; combien que, pour le présent, ce ne soit qu'un bourg et vne paroisse contenant deux centz quarante huict feuz, dont la situation est sur la montaigne en pais pierreux et bien rudde : Et là y a..... Puis, vn peu plus bas, sur le chemyn tendant à Montluçon, entre vallées et collines, est la belle et grande garenne de gros arbres de Bouys, aucuns desquelz arbres sont de la grosseur d'un petit corps humain, et seroit chose difficile d'en pouuoir trouver belle quantité de plus grandz, n'y de plus beaux ; et dans icelle garenne, en divers endroitz, sur petites mothes esleuées, en façon de forts, entre vmbrageuses vallées, plusieurs vestiges et ruines d'édifices, de grosses murailles de bricques cimentées antiques, et outre le ruisseau des baings à l'occident sur vne autre montaigne sont les ruines d'un autre grand chasteau fort. De manière que de tous coustés se veoid apparance d'antiquité, voire que les habitants du lieu, en labourant la terre, y treuuent souuent des médailles d'argent et de bronze des empereurs Néron, Vespasien, d'Antonyn et de Faustine, et y en ay recouuert plusieurs. Tirant vers la vallée à l'occident, enuiron sept vings pas, au milieu du bourg, sont situes les antiques baings chaulx de Nérys, édifiés du temps des Romains en forme sexagone ou à huict faces, de beaucoup plus longs que larges, contenant de tout circuit deux cent soixante-trois piedz de Roy et cinquante piedz au plus large; enuironne par le dedans de trois rengs de grandes marches ou degrés de pierre à mode d'un théatre, pour seruir de siéges à ceux qui s'y baignent: et y en a aussy autour des deux puytz Le plus grand desquels est pareillement à six faces tenant toutesfois sa forme quarrée.

NATVRE, QVALITEZ ET VERTV DESDICTS BAINGS

Les sources principales desdicts baings qui tiennent de soulphre et du bithume, sont continuellement bouillantes; combien que la challeur soit asses tempérée, la couleur de l'eaue tient du céleste meslée d'un peu de verdure, et si parfaitement claire que l'on verroit une esplingue au fondz. Elle est très-aimable à boire, mesmement estant refroidie; et si est excellente à plusieurs infirmités et, parce, plusieurs personnes priuées et estrangières s'y vont baigner. Elle resoult et modifie toutes durtés, comme gouttes noueuses, et guérit les galleux et podagres et plusieurs autres maladies. Vitruue en son huictiesme livre, chapitre troisiesme, dit que le bruuaige des eaux bithumineuses a acoustume de guérir les douleurs intérieures, en purgeant les personnes mollestées de mauuaises humeurs.

Assez près desdicts baings, du cousté de mydy, y a vne fontaine d'eaue froide, mais vn peu fadde à boire; car l'eaue qui décolle des baings faict un petit ruisseau, lequel, entre vallées profondes et tortueuses, après auoir faict meuldre treize moulins tournant tout court à senestre, à vn quart de lieue au-dessoulz de Montluçon, se va desgorger dans le Cher.

DE LA FONTEINE St-PARDOVX, OV FONTEINE VINEVSE.

Dans les districts de la susdicte Chastellenie de Bourbon, en la paroisse de Theneulhe, près le chasteau du Bouys, appartenant au baron du Riau, sur le grand chemyn tendant dudict Bourbon à la ville de Creilly, en vne vallée, païs fertille en bledz, soigles et nourriture de bestail parce qu'il est montueux et plain de forest et taillys, y a vn petit temple dédié à sainct Pardoux et quelques ruines d'anciennes maisons ; et vne seulle qui est la tauerne, auquel lieu la terre est asses rouge et boueuse et bonne à faire bricque et autres telz ouvraiges. Sur le mesme chemin, enuiron six toises de distance du temple, y a vne fontaine, tenant forme longue et quarrée, qui a cinq piedz de Roy de long, deux piedz de large, et cinq piedz et demy de profondeur, estant couverte de thuille, la couuerture soustenue sur quatre pousteaux de bois ; l'eaue de laquelle fontaine venant des sources de terre sort tant impétueusement qu'il semble quelle soit incessamment bouillante, combien qu'au toucher elle soit fort froide. Les habitants du pais l'appellent la fontaine sainct Pardoux, ou fontaine vineuse, , et ce, à cause quelle a vne acidité, en son goust, tirant vn peu sur le goust de vin picquant, au bien pour autant que la terre qui est toute rouge faict paroistre l'eaue comme vin clairet, vn peu lousche, dans la fontaine, encores qu'elle soit de son naturel claire comme eaue de roche, ainsy qu'il se peut veoir à l'œul la mettant dans vn voirre.

Ladicte eaue, beue ainsy qu'afferment ceux du pais, a plusieurs grandes vertus et propriétés, mesmement contre le venyn, l'hydropisie et la fieure; et estant la alle espres, faisant mon cours et visitation pour le Bourbonnois, pour veoir à l'œul les merueilles d'icelle fontaine, ayant appelle quelques voisins et le tauernier et les ayant déligemment interroges des vertus et nature d'icelle, après l'auoir très bien concidéré, sonde et mesme je m'en feiz mettre dans vn voirre bien necte pour en gouster, luy trouuay vn goust acide et picquant , et non par trop désagreable au boyre, me rendant incontinent par sa vertu vn grand et doux échauffement en l'estomac; ce qui me donna enuie d'en boyre dauantage, parce qu'au précédant j'auois esté par cinq ou six jours sy mal disposé d'un morfondement et d'une fieuvre lente qu'a peine me pouuais-je soustenir à cheual; et n'en euz plus toust beu vn bon voirre, qu'en un instant, je me sentis du tout deliure de ma maladie et remis en ma santé pristine.

Sur le mesme chemyn, et es enuirons, y a plusieurs autres sources bouillonnantes de telles eaues et fontaines, mais non que la terre y soit rouge, ains y est blanche et argileuse. Les habitans circonuoisins et ceux de ladicte tauerne n'usent point d'autre eaue que d'icelle fontaine soit à faire bouillir leur chair et potaige, a pestrir leur pain, et en leur bruuage. Vray est que sy on en mect parmy le vin dans vn voirre, luy faict incontinant tourner sa couleur en couleur de vin louche, et tourne sans toustefois gaster son goust. Or ne me trouuant suffisamment satisfaict d'auoir veu a l'œul ladicte fontaine et d'en auoir gouté et beu, désireux de trouuer et découurir plus auant les secretz admirables que ceste grande dame nature a mis en icelle, discourant despuis, en diuers lieux, avec diuerses personnes, tant rustiques qu'habitants des villes, de la source, origine, qualité et propriété d'icelle, je n'en ay trouué vn seul qui plus m'en aye contenté par raisons naturelles et philosophiques, qu'un maistre Pierre Perreau, docteur médecin, natif et habitant de la ville de Molins, capitalle de Bourbonnois, lequel, comme curieux et docte qu'il est en son art, a quelques foys employes quelque temps pour rechercher les causes, qualités et vertus d'icelle ; et qu'il m'a volontairement communiqué pour estre sommairement incéré en c'est œuure, ce que j'ay voulu faire ainsy que s'ensuit.

DISCOVRS DE Me PIERRE PERREAV,

DOCTEVR MÉDECIN A MOLIN, SVR LA QVALITÉ, PROPRIÉTÉ ET EFFECTZ DE LADICTE FONTEINE.

Parcequ'en toutes choses qu'il fault rechercher et démonstrer, les deux principaux instruments sont les sens et la raison qui nous font cougnoistre les causes par démonstrations, il est besoing, par les sens, rechercher que c'est de l'eaue de la fontaine appelée de sainct Pardoux, les causes de ses effectz. Doncques, c'est' eaue (pour cette eau) est claire, froide au toucher, au gout fort acide et sallée, delaissant vne grande astriction à la bouche et vne odeur asses fascheuse. Layant faict distiller par plusieurs foys et déligemment seicher, au sediment qui est demeure au fond de l'alambic j'ay trouué de l'alum et du scel nitré, la quantité correspondante à celle de l'eaue ; voire que sy vous faictes seicher au soleil, de longue main, la boue et lut qui se treuue au fond de ladicte fontaine, vous voirres en partie l'alum par petites pièces, et, en partie, le scel nitré separes l'un de l'autre. Mais parceque l'alum y est en plus grande quantité, il se veoid plus aisément à lœul ; car qui ne récherche déligemment il ne pourra séparer le nitre. Moy, estant au chasteau du Boys, qui est tout auprès, je fuz curieux de prendre le lut et le faire cuire pour essaier sy j'en pourrais tirer l'alum, ainsy que descript Matheol, sur les commentaires de Dioscoride, au liure cinquiesme, en la manière qu'il se tire et faict es mines d'alum qui sont auprès de Rome, en la Tolpha, et aussy sy je pourrois tirer le scel nitré en la manière que tirent les poudrières, le salpestre, en cuisant ladicte eaue et boue. Et après l'auoir faict cuire et récuire par plusieurs foys, je trouvay quelque portion de vray alum de roche et aussy du scel nitre, ce qui se pourra aisément expérimenter par ceux qui en voudront prendre la peine. Mais parce que je n'auoys n'y le temps, le moyen, ny les instruments propres à cela, je n'en feis grande quantité ; toutesfois, au fond du lut, il y auoit notoire quantité de sel nitre : dont est aisé à conclure que ceste eaue est astringente, sallée et descechante ; car, Dioscoride, au cinquiesme liure des simples, escript toutes espèces d'alum estre restringentes ; et, pour ce, les Grecs l'ont appelé Stipteria, qui signifie en françois astreingent. Regardant donc de près aux propriétés et vrayes opérations de l'alum, on trouvera qu'il est notoirement chaud au tiers degré et assez desséchant toutes espèces d'vlceres est aussy astreingent. Je ne m amuseray d'escripre icy toutes les espèces d'alums, remectant le lecteur à Dioscoride, Pline et Galien : seullement, je diray que leaue de ladicte fontaine, passant par les entrailles de la terre qui sont alumineuses, elle rapporte par cela sa vertu astreingente et parce, aussy qu'il y a quantité de nitre, l'eaue est sallée et nitreuse. Quand est du vray nitre, au temps passé on le tiroit de mines de terre, et là ou la quantité de nitre est dans les vlcères et cauernes de la terre, les eaues sont sallées et nitreuses. Le nitre est une espèce de scel qui est legier, incarnat ou blanc, et qui est troué comme vne éponge Le nitre est chaud au commencement du tiers degré et secq sur la fin du mesme degré ; sallé en toutes ses parties. Il nectoye et incis les humeurs grasses et purge par le vomissement le flegme cru et celluy qui est fort adhérant aux membres intérieurs. Pource les médecins en ordonnent à la colicque tant ventreuse que flegmaticque; et dauantaige à propriété de faire mourir les vers, et sert de remède contre beaucoup de poisons : et parce que la terre autour et dedans ladicte fontaine est toute rouge, qui est vne espèce de *Rubrica fabrilis* descrite par Dioscoride, qui est de son naturel dessicatiue et astreingente, ressemblant le Bole Armenii, duquel se seruent les chirurgiens pour estancher le sang et ressoudre les os rompus, nous dirons donc que ceste eaue est composée de trois natures. C'est ascavoir du *Rubrica* d'alum et de scel nitre, car passant par la terre qui est rouge et espèce de Rubrica, dans les vissères et et entrailles de laquelle il y a d'alum et de scel nitre, elle prend ses qualités de la terre rouge, alum et nitre, desquelles meslées ensemble, donnent vne autre qualité à ladicte eau qui deuient, par ce moien, propre à beaucoup deffectz et de grandes vertus comme se voirra cy apres.

PROPRIÉTEZ ET EFFECTS DE L'EAV DE LADICTE FONTEINE

Toutes les choses susdictes nous font conclure que l'eaue de ladicte fontaine est descicative, laxatiue et aussy astreingente. Prinse par la bouche elle lache et purge le ventre et corrobore le ventricule faisant l'oppération de rheubarbe : cella venant de la vertu et faculté qu'elle prend du nitre qui est fort laxatif, mesme qu'il purge les humeurs grasses et les flegmes qui sont aux parties profondes et intérieures de nostre corps, et en tant par le vomissement que par le bas, qui a donné occasion à beaucoup d'hommes mallades de mauuaise habitude de corps et d'hydropisie de venir en ce lieu pour se faire guérir. Ilz boyuent de l'eau par l'espace de neuf jours, faisant quelques certaines cérémonies au temple de saint Pardoux : la plus part desquels s'en sont trouués guéris. La raison est que ladicte eaue estfort dessicative et chaude, ce qui est requis pour la guérison desdictes maladies qui ne prouiennent que de froide complexion de foye, lequel ne peult conuertir le chille en sangains en aquosité ; et parce que ladicte eaue, estant beue, lasche le ventre inférieur et corrobore le uentricule où se faict la première digestion des viandes, il fault croire qu'elle amendera grandement à la féconge digestion qui se faict au foye qui est ja par trop réfroidy, mais qu'il s'eschauffera par la vertu de c'est eaue beue qui, de son naturel, est chaude et seiche, et fortifiera la vertu significative du foye. Ainsy, la raison et expérience nous démonstrent l'usaige d'icelle eaue estre propre à la guérison des hydropicques. Je ne me veux amuser à ne croire qu'il soit ainsy, parceque la plus part qui vont boyre de ladicte eaue, mesmes des pauures gens, en meurent ; et la raison en est toute notoire ; parce qu'ilz en boyuent sy immodérément qu'il est nécessaire qu'ilz cretuent ou qu'ilz guérissent. Joinct que ceux qui ont, de longue main, le foy endurcy de telle façon qu'il soit squirre, comme dient les médecins, il est impossible qu'ilz puissent guérir, voyre quand tous les remeddes d'Esculapius y seroyent proprement ordonnes et exercites. Galien, au liure Glaucon, dict que les squirres corfirnes sont maladies incurables, ce qui est assez expérimenté. Mais si tous ceulx qui vont à ladicte fontaine pour boyre de l'eaue se gouuernaient par vn docte et heureux médecin, et qu'ilz n'eussent poinct de squires au foy, en beussent de l'eaue par quantité certaine, la raison et l'expe-rience nous rendent assez doctes qu'ilz guériroient. Les paisans, quand ilz sont mallades de fieures interuenantes, ilz en boy-uent : chose asses mauuaise, car ceste eaue est fort dessicatiue et astreingente, qui n'est pas bon pour les fieures ; d'autant qu'estant astreingente, elle constipe de telle facon les conduictz de notre corps, quelle engendre vne fieure continue, ce qui est aduenu plusieurs foys. Toutesfois, sy elle y est bonne, c'est à raison qu'elle est laxative.

Vn baing faict de l'eaue de ceste fontaine est propre pour les femmes qui sortent de leur couche, et ce, pour corroborer la matrice et la nectoier, s'il y est demeure quelque portion de sang et du rière faiz ; et si la resserre et faict la peau du ventre tendue, endurcit les tetins, et rend toutes les parties du corps fermes et solides. Voire que sy vne femme se baigne par trois matins, dans leaue de ladicte fontaine, estant conduicte ainsy qu'il est requis, elle se trouuera raieunie de la moictié et conce-pura puis plus aisément ; et en seront les enfants par après plus sains. Sy, pareillement, vn mallade de goutte s'y baigne par plusieurs fois, après les douleurs passées et qu'il n'y a plus de thumeurs aux joinctures, la faculté exiccatiue de l'eau dessé-chera tellement les humeurs et l'astrinction, qu'elle corro-borera et fortifiera les membres, que puis après, mal aisé-ment aura de fluxion, ny gouttes. Or, qui voudroit escripre au long toutes les facultés et effectz de ladicte eaue, il faul-droit vn liure entier. Ainsy, elle est propre contre les poisons et venins, de manière que sy vous prenés vn crapaud ou vne gre-nouille et le jetes dedans, vous trouueres qu'il mourra, s'il de-meure seullement vn quart d'heure dans ladicte fontaine, ou bien, sy vous l'y laisses moings, elle sera s'y estourdie, qu'elle ne reuiendra d'une heure après. Et cela ay je expérimenté par plusieurs foys et croy que le mesme aduiendroit sy on jectoit dedans quelques serpens ou vipères. Car les chenilles et bu-prestes meurent estant mises dans ladicte eaue : le sel nitré donne ceste vertu, car prins en bruuaige, avec eaue et vinaigre il donne secours au venin des champignons ; prins auec eaue seulle il est bon aux morsures et pointures suprestes, et buuant auec vn peu de benjoin, il sert à ceux qui auront beu sang de thoreau. L'alum et le ombrica ont quasy toutes telles vertus dont laddicte eaue faict ses effectz, laquelle est du surplus vtille à plusieurs autres choses; remectant le tout aux doctes médecins qui ont escript des vertus et facultés des eaues naturelles

DE LA VILLE, CHASTEAV ET CHASTELLENNIE DE VICHY

La ville de Vichy, l'une des dix-sept chastellenies du pais et duche de Bourbonnois est située et assise sur le fleuve d'Allier, en très belle et forte assiette, tant à cause quelle est édiffiée en plaine sur vifz rochers, hors de mine, que pour n'estre commandée d'aucune montaigne. Elle est distante de la ville de Molins d'onze grandes lieues, et de Cusset, ville d'Auergne enclauée dans le Bourbonnois, de demie lieue. Ladicte ville est enuironnée et enceinte de vieilles murailles, et quelques tours, trois portes et fosses secques; au milieu d'icelle soullait d'ancienneté, auoir vne belle et grande fontaine de fort bonne eaue, pour l'vsaige et commodité des habitans; la source de laquelle venoit d'un quart de lieue loing. Mais en l'an mil vc soixante six, les habitans de la ville de Cusset, pour quelque querelle et collére d'ancienne haine et enuie qui est de longtemps enracinée entre ces deux villes, ruinèrent la dicte fontaine, rompirent les conduictz, et la rendirent tellement invtile quell'a despuis perdu son cours au grand préjudice et intérestz des habitans.

Dans la ville de Vichy y a vne chapelle du tiltre de Sainct Blaise, et au dehors, enuiron trois jectz d'arc, vers le septententrion, est la grand'esglise parrochialle appelée le Moustier, qui est beau et ancien temple; lequel autres fois a esté Monastaire comme se veoid par les vieilles ruines. Et en ladicte parroisse sont les baings chaulx qui proceddent de plusieurs sources chaudes, tant audict lieu, que es environs, et dans la ville comme à part cy après je traicteray d'iceulx

Pour retourner à la ville de Vichy, il n'y a heu nul marché en icelle puis trente ans, parce que les habitans de Cusset leurs ont expoullié le marché qu'ilz soullaient auoir chacun mercredy de l'année. Toutesfois ilz ont huict foires anciennes tous les ans, qui ne seruent de guieres.

DES BAINGS DE VICHY.

En la ville et fauxbourgs de Vichy, comme jai dessus dict, se treuuent plusieurs sources et fontaines chaudes ; et autres, pres le Moustier, prieure anexé à l'abaie Sainct Alire, de Clermont, et esglise parrochialle dudict Vichy, y a deux beaux baings chaulx, prouenant desdictes sources, dont le princippal est un puys, incessamment bouillonnant, faict en forme oualle, de la profondeur de quatre piedz de Roy, cinq et demy de long, et quatre et demy de large ; et l'eaue qui sort dudict bouillon, qui n'est si chaulde que celle de Bourbon, s'escoule au dessoux, dans vn autre grand baing en forme quasy triangulaire, lequel, à l'un des boutz, a pareillement un bouillon chaud sotant d'un puys caché dedans l'adicte eaue, de profondeur merueilleuse, et de la se va escouller l'eaue du couste allant vers l'Esglise. Et ausdictz baings se vont baigner plusieurs personnes infirmes tant de gouttes froides, rheumes, roignes et diuerses autres maladies.

VERTV DES BAINGS SVLFVRES ET VN PEU ALUMINEUX, SELON MUNSTER ET AUTRES.

Les eaues des baings qui sont mesles auec beaucoup de soulpre et peu d'alum, cause que l'eaue d'iceux eschauffe et seiche, consume et attire toutes humeurs froides et nuisantes. Elles remedient aux douleurs de la teste, procedant de morfondure et refroidissement de cerueau, comme est la litargie, perte de mémoire, débilité de nerfz, apoplexie et esblouissements des yeux; consomme les flégmes et les humeurs froiddes descendantes du cerueau, eschauffe et deseiche l'estomac, ayde à la digestion et œuvre à l'opilation du foye et de la ratte, appaise les tranchées du ventre, qu'on appelle colicques, et réprime les douleurs de membres procédant de froidure, et purge la chair. Mais elle est tres vtille à rendre les femmes stérilles à porter enfants fertilles à la génération; et, au contraire, elle est mauuaise pour ceulx qui sont de complexion chaude, sèche, et qui sont atténués de ptisique.

Vienne. Imprimerie et Lithographie de J TIMON — 1863.

[illegible]

LIBRE [illegible] (de [illegible]), [illegible] capitaine [illegible] [illegible] Un beau volume [illegible]

LE [illegible] A L'EXPOSITION UNIVERSELLE DE [illegible] EN 1889. [illegible]

LES ARTISTES [illegible] AU [illegible] DE 1889. [illegible]

[illegible]

[illegible] DU DAUPHIN DE VIENNOIS, par Nicolas de [illegible], publié d'après le manuscrit [illegible] de la Bibliothèque [illegible] de Paris. [illegible] exemplaires) [illegible]

DESCRIPTION DE [illegible] ET [illegible] DE [illegible] par Nicolas de [illegible], publié d'après [illegible] exemplaire [illegible] ayant appartenu à Catherine de Médicis. Un vol. in-8° [illegible]

CHEZ L'ÉDITEUR

RUE DES PRÊTRES-SAINT-GERMAIN-L'AUXERROIS, 16,

A PARIS.

www.ingramcontent.com/pod-product-compliance
Ingram Content Group UK Ltd.
Pitfield, Milton Keynes, MK11 3LW, UK
UKHW020531180726
13839UKWH00005B/2436